Roeya Kolsi
Ines Maaloul

Granulomatose séptica crónica em crianças

Roeya Kolsi
Ines Maaloul

Granulomatose séptica crónica em crianças

ScienciaScripts

This book is a translation from the original published under ISBN 978-620-6-70795-0.

Publisher:
Sciencia Scripts
is a trademark of
Dodo Books Indian Ocean Ltd. and OmniScriptum S.R.L publishing group

120 High Road, East Finchley, London, N2 9ED, United Kingdom
Str. Armeneasca 28/1, office 1, Chisinau MD-2012, Republic of Moldova, Europe
Printed at: see last page
ISBN: 978-620-7-49279-4

Índice

<u>**Introdução**</u>

As imunodeficiências são um grupo heterogéneo de doenças que partilham uma alteração quantitativa ou qualitativa dos mecanismos envolvidos na imunidade. Podem ser primitivas, de origem genética, ou adquiridas, secundárias a outra patologia do hospedeiro. As principais manifestações apresentadas pelos doentes são as infecções (graves, com germes oportunistas, crónicas ou recorrentes). No entanto, outras manifestações podem ocorrer e devem ser investigadas, como a autoimunidade, a auto-inflamação ou as complicações oncológicas. Até à data, foram descritas mais de 485 deficiências imunitárias primárias (1). O termo "erro inato da imunidade humana" tende agora a substituir os termos "imunodeficiência primária" ou "imunodeficiência hereditária".

As deficiências imunitárias dividem-se classicamente em deficiências da imunidade adquirida ou da imunidade inata. As deficiências da imunidade adquirida incluem as deficiências da imunidade humoral e celular. As deficiências da imunidade inata incluem todas as alterações quantitativas ou qualitativas dos componentes celulares e/ou humorais da resposta imune inata (polinucleares, monócitos/macrófagos, complemento). A granulomatose séptica crónica (CGD) insere-se nesta categoria.

Representa 5,2% de todos os erros inatos da imunidade humana (2). Caracteriza-se por um defeito no metabolismo oxidativo das células fagocíticas e, consequentemente, por um risco acrescido de infecções fúngicas e bacterianas. Verifica-se igualmente uma lesão inflamatória, com a formação de granulomas. Trata-se de uma doença rara e grave, cujo único tratamento curativo é o transplante de células estaminais hematopoiéticas.

A granulomatose séptica crónica é definida como uma imunodeficiência genética rara resultante da disfunção do complexo nicotinamida adenina dinucleótido fosfato oxidase (NADPH oxidase) nas células fagocíticas (neutrófilos, eosinófilos, monócitos e macrófagos).

A DGC deve o seu nome à presença de focos inflamatórios de tipo granulomatoso em vários parênquimas, constituídos por células gigantes e multinucleadas resultantes da fusão de macrófagos que sequestraram germes não destruídos.

O objetivo deste estudo, baseado em casos de DGC recolhidos entre janeiro de 2000 e junho de 2023 no serviço de pediatria do Hospital Universitário Hédi Chaker em Sfax, é determinar o perfil clínico, para-clínico e terapêutico desta doença em crianças, bem como a sua evolução, e rever a literatura.

<u>**Doentes e métodos**</u>

Tipo de estudo: Trata-se de um estudo retrospetivo de todos os casos de granulomatose séptica crónica tratados no serviço de pediatria do Hospital Universitário Hédi Chaker em Sfax, durante o período de 1er janeiro de 2000 a 30 de junho de 2023.

População estudada

Os critérios de inclusão no nosso estudo foram:

- Menos de 18 anos de idade.
- Diagnóstico de granulomatose séptica crónica através do teste NBT.
  Este teste foi efectuado no laboratório de imunologia do Instituto Pasteur de Túnis.

Recolha de dados

Os seguintes dados foram recolhidos dos registos médicos:

- Dados epidemiológicos
- Circunstâncias da descoberta
- Parâmetros clínicos.
- Exames complementares: biologia, bacteriologia, parasitologia, exames radiológicos.
- Gestão terapêutica.
- Evolução.

Definição dos diferentes parâmetros

- Um teste cutâneo de tuberculina (TST) positivo é definido por um diâmetro de induração superior a 10 mm.
- A serologia da aspergilose é positiva se o nível de anticorpos específicos for superior ao limiar definido pelo laboratório de parasitologia do Hospital Universitário Habib Bourguiba de Sfax, utilizando a técnica ELISA.
- A aspergilose pulmonar invasiva é definida por uma aspergilose brônquica mais ou menos distal, pela invasão do parênquima pulmonar e/ou vascular e pelo risco de disseminação visceral. O diagnóstico baseia-se numa série de factores clínicos, radiológicos e micológicos.
- Becegite: uma reação anormal específica à vacina BCG, causada pela infeção com *Mycobacterium bovis* atenuado.

- Becegite local: ocorre no local da vacinação. É representada por abcesso BCG, que ocorre em média 2 a 4 meses após a vacinação, ulceração BCG que persiste por mais de 4 meses ou se estende até 10 mm, e lúpus vulgar induzido por BCG, que ocorre em média um ano após a vacinação.
- Becegite loco-regional: adenite BCG homolateral ao local de vacinação, na axila, supra-clavicular, cervical ou no braço.
- Encefalite remota: uma infeção que ocorre fora do local ou regional, homolateral à vacinação e que afecta um único local.
- Bacilite disseminada: uma infeção que afecta vários sistemas de órgãos. O germe está presente em pelo menos 2 locais anatómicos distantes do local de vacinação, ou no sangue ou na medula óssea. Estes locais devem pertencer a sistemas de órgãos diferentes.

<u>**Resultados**</u>

Sete doentes foram tratados por granulomatose séptica crónica durante o período do estudo. Um doente foi excluído do estudo porque o seu processo não pôde ser utilizado.

<h3 align="center">Comentário nº 1</h3>

Bassem, 11 anos e 4 meses, de Gabes, internado para tratamento de uma pneumonia hipoxémica.

História pessoal :

- Nasceu de uma 2ª gravidez levada a termo, com um período neonatal sem intercorrências.
- Vacinas em dia.
- Abcesso pulmonar aos 5 anos de idade, tratado medicamente no hospital regional de Gabés.
- Rinite alérgica e conjuntivite.

História familiar :

- Nasceu de um casamento consanguíneo.
- O irmão de 4 anos morreu há uma semana num estado semelhante, com uma evolução rapidamente fatal.

História da doença :

Foi 2 semanas antes da sua admissão. O doente foi admitido no Hospital Regional de Gabes com dispneia associada a febre. A radiografia do tórax (figura 1) mostrou opacidades alvéolo-intersticiais difusas bilaterais e a tomografia computorizada do tórax (figura 2) mostrou uma pneumonite infiltrativa difusa. A criança começou a tomar claforan®, vancomicina e clartromicina. Desenvolveu então uma dificuldade respiratória grave que exigiu entubação e foi transferida para a unidade de cuidados intensivos médicos de Sfax. Na unidade de cuidados intensivos, foi medicado com noradrenalina, devido à instabilidade hemodinâmica, com corticosteróides à base de metil-prednisolona e com tienam®, oflocet® e claritromicina. Os exames biológicos revelaram uma hiperleucocitose de 23.800/mm3 e uma PCR elevada de 174mg/l. As serologias para germes atípicos, antigenúria para legionella e pneumococo e imunofluorescência nasal foram negativas. A ecografia cardíaca mostrou disfunção sistólica grave com FEVE<20% e hipocinesia global com HAP a 45mmhg. Dado o aparecimento de miocardite séptica no ETT com elevação do nível de troponina, o doente iniciou dobutamina. O estado respiratório do paciente melhorou e ele foi extubado após 8 dias.

5

Exame clínico :

- Peso =21 kg (-2 DS)
- Astenia com mau estado geral
- Polipneia a 39 ciclos/min
- Saturação de oxigénio pulsada de 84% em ar ambiente e 98% com 8 litros de oxigénio
- Auscultação pulmonar: estertores crepitantes bilaterais
- O resto do exame foi normal.

Biologia :

- Hemograma: leucócitos: 12500/mm3, Hb: 10,1g/dl, plaquetas: 244000
- PCR: 55 mg/l.

Radiotórax (figura 1): síndroma alvéolo-intersticial bilateral.

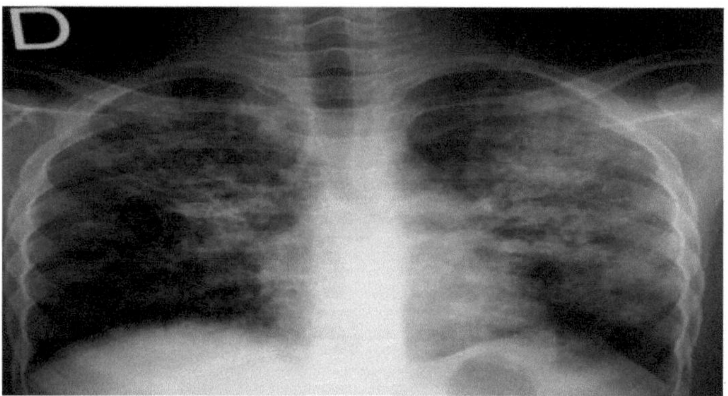

Figura 1: Radiografia frontal do tórax mostrando lesão alvéolo-intersticial bilateral

Tomografia computorizada do tórax (Figura 2): consistente com doença pulmonar infiltrativa difusa.

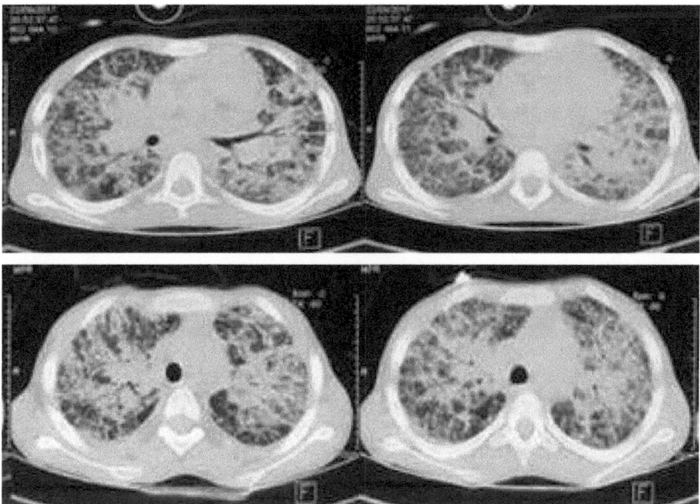

Figura 2: Exames que mostram doença pulmonar infiltrativa

Evolução :

A doença caracterizou-se por febre persistente, alteração do estado geral e dificuldade respiratória com dependência de oxigénio, apesar da terapia antibiótica de largo espetro. A radiografia de tórax mostrou envolvimento alveolar-intersticial bilateral. A ecografia cardíaca de controlo era normal. A ecografia abdominal não apresentava alterações. A investigação bacteriológica (HC, ECBC) foi negativa, assim como as hemoculturas em meio sabouraud. A serologia para Aspergillus foi positiva em 3 amostras, enquanto a antigenemia foi negativa.

Suspeitou-se de uma deficiência imunitária. A serologia para o VIH foi negativa e o exame imunológico foi favorável a uma granulomatose séptica crónica.

Diagnóstico retido: aspergilose pulmonar invasiva: pneumonia da palha. Tratou-se de uma pneumonia aspergilótica grave associada a infiltrados difusos em doentes com DGC, ocorrendo após exposição recente a plantas, nomeadamente a palha (o nosso doente tinha passeado na floresta 1 semana antes do início dos sintomas).

Tratamento terapêutico :

Foi iniciado tratamento com Voriconazol intravenoso e depois oral, com apirexia estável, melhoria do estado respiratório e desmame da oxigenoterapia, embora a intolerância ao exercício persistisse. A criança foi medicada com doses profilácticas de Bactrim®, corticosteróides durante 3 meses e foi-lhe prescrita vacinação contra a gripe e pneumococos.

Outros desenvolvimentos :

Apresentou melhoria do seu estado geral e melhoria progressiva da tolerância ao exercício e da função respiratória nas provas de função pulmonar. Uma TAC torácica de seguimento após 6 meses mostrou a presença de pequenas opacidades lineares cicatriciais e espessamento dos septos inerlobulares.

Inverter :

Foi efectuado um imunoensaio e uma tipagem HLA para a irmã e o irmão. Os testes NBT foram normais e a classe de tipagem HLA é compatível com o doente, para ambos. A criança tem atualmente 17 anos de idade (6 anos de seguimento). Dada a estabilidade do seu estado, não foi indicado um transplante de células estaminais hematopoiéticas.

Comentário nº 2

Rami, 10 anos e meio, de Mazouna, foi internado com broncopneumonia persistente.

História pessoal :

- Período neonatal sem intercorrências.
- Vacinas em dia.
- Foi hospitalizado com 1 ano de idade, no hospital regional de Gabes, por broncopneumopatia. Em seguida, aos 4 anos, foi novamente internado no hospital Charles Nicole, durante 9 meses, por bronco-pneumopatia. O diagnóstico de granulomatose séptica crónica complicada por aspergilose pulmonar foi feito com base num teste NBT, numa criometria de fluxo patológica e numa serologia positiva para aspergilose. A criança foi tratada com itraconazol durante 3 meses e depois descontinuou o Bactrim®. Este tratamento foi efectuado apenas durante alguns meses e depois interrompido pelos pais. O doente manteve-se assintomático desde a alta.

História familiar :

- Nasceu de um casamento consanguíneo.
- Uma irmã e um irmão que morreram na infância.
- A irmã faleceu aos 2 anos de idade com broncopneumonia e serologia positiva para aspergillus, e o exame imunológico foi consistente com granulomatose séptica crónica.
- O irmão faleceu aos 2 anos de idade no contexto de uma febre associada a esplenomegalia.

História da doença: começou há um mês com um início progressivo de tosse, febre e astenia. Consultou um médico de clínica geral, que o iniciou com solupred® e cedrox®, sem melhorias.

Exame clínico :
- Atraso no crescimento e desenvolvimento
- Eupneico
- SpO2 a 95% em ar ambiente
- Auscultação pulmonar: crepitações no campo pulmonar direito
- Hepatomegalia a 1 cm do rebordo costal
- Edema cervical esquerdo fistulizado.
- O resto do exame foi normal:

Testes adicionais:

- Hemograma: anemia microcítica a 10 g/dl e hiperleucocitose a 11790/mm3 com neutrófilos a 9160/mm3.
- PCR 45 mg/l.
- ECBC: negativo.
- Serologia de germes atípicos: negativa.
- Reação intradérmica à tuberculina: negativa
- Antigenemia de Aspergillus: negativa.
- Serologia de Aspergillus (efectuada em 2 ocasiões): positiva.
- Radiografia do tórax: presença de uma opacidade basal direita.
- Tomografia computorizada do tórax (Figura 3): envolvimento nodular e bronquiolar constritivo e infecioso, possivelmente consistente com aspergilose pulmonar.

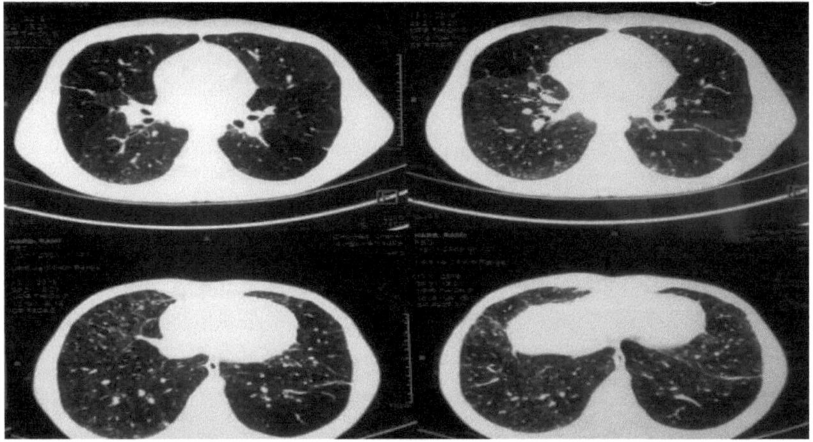

Figura 3: Exames **mostrando** micronódulos centrolobares difusos, nódulos circundados por um halo em vidro fosco nos segmentos apico-dorsais direito e esquerdo e áreas em vidro fosco bilaterais sugestivas de aspergilose pulmonar invasiva.

- TAC cerebral: normal.
- Ecografia abdominal: normal.
- Teste NBT: sem redução
- Ensaio de oxidação da dihidrorhodamina: redução de 9%

Diagnóstico retido: granulomatose séptica crónica revelada por broncopneumonia recorrente relacionada com aspergilose pulmonar invasiva.

Apoio :

O doente começou a tomar cefotaxima, vancomicina e claritromicina, seguindo-se a adição de itraconazol.

Evolução :

- Após um mês, o doente foi retirado do itraconazol e do bactrim®.

- Foi readmitido no hospital aos 12 anos de idade por aspergilose pulmonar persistente. O exame clínico não apresentava alterações, à exceção de um atraso na altura e no peso. A antigenemia da aspergilose era negativa e a serologia da aspergilose era positiva com um nível crescente de anticorpos. A TC do tórax mostrou envolvimento bronquiolar constritivo difuso, sem sinais específicos de aspergilose, associado a bronquiectasias irregulares do lobo médio e do segmento anterobasal do lobo inferior esquerdo. As provas de função respiratória revelaram doença pulmonar restritiva. O itraconazol foi suspenso e o doente foi medicado com voriconazol durante 12 meses, com fraca adesão.

- Foi efectuada uma TAC torácica de seguimento aos 13 anos e meio de idade, que revelou lesões pulmonares estáveis.

- O doente foi readmitido no hospital aos 14 anos e meio de idade devido à persistência dos sinais radiológicos e ao aumento do nível de anticorpos anti-aspergilares. Foi efectuada uma série de exames. A cintilografia óssea foi negativa. A ecografia cardíaca era normal. A ecografia abdominal mostrava uma hepatomegalia discreta e homogénea, sem micronódulos detectáveis ecograficamente. Foi efectuada uma fibroscopia brônquica que não revelou anomalias. Os exames bacteriológicos e parasitológicos do LBA foram negativos, assim como os testes para micobactérias, e o exame anatomopatológico foi normal. A TAC cerebral não revelou anomalias.

Inverter :

O doente foi transferido para o Serviço de Pneumologia aos 17 anos de idade, com persistência das mesmas imagens radiológicas, serologia para aspergilose que se manteve positiva e extensão do estudo negativa (repetida aos 17 anos).

Comentário nº 3

Mohamed Amine, de 18 meses de idade, de Kebili, deu entrada no hospital com tosse e febre.

História pessoal :

- O período neonatal decorreu sem incidentes.
- Vacinas em dia.
- Sem antecedentes patológicos particulares.

História familiar :

- Consanguinidade parental em primeiro grau.
- Três irmãs aparentemente de boa saúde.

História da doença

Tinha um mês de idade e foi marcada pelo início de uma tosse associada a febre. O doente começou a tomar amoxicilina em ambulatório. Como não melhorou, foi internado no hospital

regional de Kebili e depois transferido para o nosso departamento ■

Exame clínico :

- Temperatura a 39,5ºC.
- Palidez mucocutânea.
- Auscultação pulmonar: diminuição dos murmúrios vesiculares do lado esquerdo.
- Um toque palpável de baço.
- O resto do exame foi normal.

Testes adicionais :

- Hemograma: anemia normocítica 8,5 g/dl, leucócitos 7200/mm3 com linfócitos 5300/mm3.
- PCR 107mg/l.
- Radiografia do tórax (figura 4): opacidade aquosa homogénea em toda a hemicâmara pulmonar esquerda.

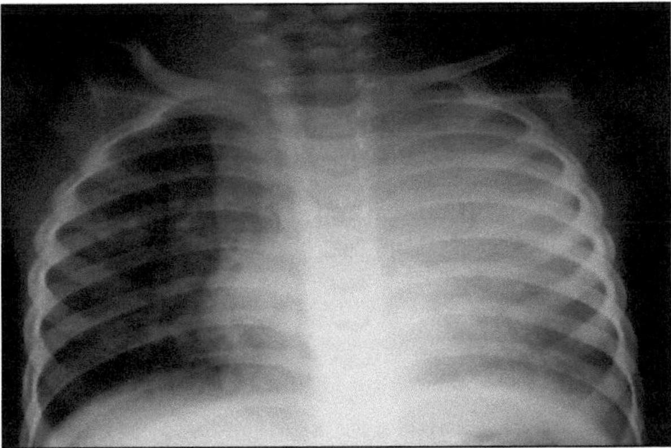

Figura 4: Radiografia frontal do tórax mostrando uma opacidade aquosa homogénea ocupando todo o hemi pulmão esquerdo.

- ECBC: negativo.
- Serologia atípica: negativa.
- Reação intradérmica à tuberculina: negativa
- Pesquisa de micobactérias no fluido da sonda gástrica (3 dias consecutivos): negativa.

Apoio :

O doente foi medicado com cefotaxima e vancomicina durante 3 semanas.

Evolução :

- Foi marcada pela obtenção de uma apirexia estável, uma melhoria dos sintomas respiratórios e uma diminuição da PCR, mantendo-se o mesmo aspeto radiológico após um mês.
- **A tomografia computorizada do tórax** mostrou condensação de todo o pulmão esquerdo. A fibroscopia brônquica mostrou um brônquio tronco esquerdo reduzido em calibre por compressão extrínseca com achatamento antero-posterior sem broncomalácia e presença de secreção mucopurulenta abundante.
- **Os testes bacteriológicos e a pesquisa de micobactérias no BAL** foram negativos.
- A decisão de tratamento foi prolongar a duração da terapia antibiótica para 5 semanas com um macrólido.
- A evolução posterior foi marcada por um recrudescimento da febre, o aparecimento de hepatoesplenomegalia com adenopatia inguinal e um aumento da PCR para 92 mg/l. O

hemograma era normal, com exceção de uma anemia de 7,7 g/dl, e o exame bacteriológico era negativo.

* Foi efectuada uma biopsia de gânglios linfáticos e uma toracoscopia com biopsia pulmonar para estabelecer o diagnóstico.

  A biopsia dos gânglios linfáticos revelou uma linfadenite inguinal crónica granulomatosa com histiocitose sinusal moderada, incluindo alguns granulomas tuberculóides de células gigantes de Langhans sem necrose caseosa e sem micobactérias.

  A toracoscopia revelou numerosas aderências pleuro-pulmonares e parieto-pulmonares e o exame anatomopatológico da **biopsia pulmonar** revelou uma inflamação granulomatosa não necrosante do pulmão esquerdo, sugestiva de becegite.

* Foi então pedido **um imunoensaio** que não revelou redução do NBT, confirmando o diagnóstico de granulomatose séptica crónica.

* Foi pedida uma **serologia para aspergilose**, que deu positivo. O doente começou então a tomar anfotericina B na dose de 2 mg/kg/d, bactim® na dose de 20 mg/kg/d e terapêutica dupla anti-tuberculose (isoniazida e rifampicina).

Diagnóstico retido: granulomatose séptica crónica revelada por becegite disseminada e aspergilose pulmonar invasiva.

Gestão e desenvolvimento :

* A evolução clínica, biológica e radiológica foi boa e o doente foi retirado da terapêutica com itraconazol, bactrim® e dupla anti-tuberculose durante 3 meses.
* A progressão subsequente foi boa com quimioprofilaxia.

Inverter :

A criança tem atualmente 17 anos de idade. Mantém-se assintomático, com serologia negativa para aspergillus e imagiologia torácica normal.

Comentário n° 4

Mohamed Hedi, de 3 meses de idade, de Mahres, foi admitido com um inchaço cervical associado a febre.

História pessoal :

- Resultante de uma gravidez normal e a termo.
- Período neonatal sem intercorrências.
- Vacinas em dia.
- Acompanhamento de ectopia testicular bilateral.

História familiar :

- Consanguinidade parental em primeiro grau.

História da doença: A doença começou uma semana antes da admissão, com uma tumefação cervical esquerda dolorosa que se desenvolveu num contexto febril.

Exame clínico :

- Temperatura: 38° C
- Edema cervical esquerdo, com 2,5 cm de comprimento, doloroso e com sinais inflamatórios locais.
- Adenopatia axilar esquerda, com 2 cm de comprimento, sem sinais inflamatórios locais.
- Outras zonas de gânglios linfáticos: livre
- Sem hepatoesplenomegalia
- O resto do exame foi normal

Biologia :

- Hemograma: glóbulos brancos: 19100/mm3 com predominância de neutrófilos, Hb: 10,2 g/dl, plaquetas: 189.000.
- PCR: 25 mg/l.

Ecografia cervical e axilar :

Havia uma coleção retrofaríngea de 50 mm associada a múltiplas adenopatias jugulocarotídeas e uma coleção axilar de 26 mm.

A investigação adicional por TAC revelou um abcesso retrofaríngeo com múltiplas adenopatias cervicais bilaterais.

Tratamento terapêutico :

O doente começou a tomar cefotaxima com fosfomicina durante 17 dias e foi submetido a drenagem cirúrgica do abcesso retrofaríngeo. O exame bacteriológico intra-operatório isolou *a Klebsiella pneumoniae.*

Evolução :

- Foi marcada por uma apirexia estável e regressão do inchaço cervical. Foi então retirado do augmentin® oral.
- A evolução posterior foi marcada pela persistência do edema axilar e pelo aparecimento de uma coleção na cicatriz cirúrgica, seguida de um abcesso no dorso do pé, que necessitou de ser aplanado, e de um abcesso na face posterior do braço direito, tratado com antibióticos.
- Tendo em conta os abcessos recorrentes e a cecgite, suspeitou-se de uma imunodeficiência. **O teste NBT** (realizado aos 13 meses de idade) foi favorável a uma granulomatose séptica crónica.

Diagnóstico retido: granulomatose séptica crónica revelada por becegite loco-regional e abcessos recorrentes.

Gestão e desenvolvimento :

- O doente foi colocado em profilaxia antibiótica (bactrim® e itraconazol) e dupla terapêutica anti-tuberculose (rifampicina e isoniazida) durante 2 meses, com desaparecimento da adenopatia axilar.
- Foi readmitido no hospital aos 2 anos de idade com uma tosse persistente associada a aspergilose broncopulmonar (identificada por antigenemia aspergilar positiva e focos no cólmen esquerdo e na língula e base direitas). Foi tratado com anfotericina B durante 6 semanas.
- Foi readmitido no hospital aos 2 anos e 4 meses de idade com uma tosse crónica e uma TAC torácica mostrou um abcesso no lobo superior esquerdo e lesões osteolíticas em duas costelas adjacentes. A criança voltou a tomar anfotericina B seguida de voriconazol (devido à intolerância à anfotericina B).
- Foi observada uma tumefação torácica apical anterior esquerda 5 meses e meio após o início do tratamento antifúngico. A TAC torácica mostrou a persistência do foco apical esquerdo com uma reação pleural encistada e a lise do osso costal oposto (extensão parietal da aspergilose pulmonar).

- O doente foi readmitido no hospital aos 3 anos e 1 mês de idade (ou seja, após 9 meses de tratamento com voriconazol) devido a um aumento do tamanho do inchaço. A TC do tórax mostrou múltiplas bolsas pleurais e parietais esquerdas com lise óssea adjacente e extensão do foco apical esquerdo.

Foi observado um estrabismo convergente. O exame oftalmológico concluiu pela existência de uma paralisia do VI nervo.

O exame cerebral mostrou uma grande formação de 33 mm, espontaneamente densa e com discreto realce após injeção de contraste, no lúmen do 4ème ventrículo (linha mediana), responsável por hidrocefalia tri-ventricular moderada, com uma formação de 24*16 mm no ângulo ponto-cerebeloso esquerdo, espontaneamente densa e com discreto realce após injeção de contraste, um processo de 3ème no ângulo ponto-cerebeloso direito e duas imagens nodulares centimétricas, uma na sela túrcica e outra subepandimária.

A RM cerebral mostrou múltiplas lesões cerebrais (meníngeas e subepandimárias) com hipossinal em T1, hipersinal moderado em T2 e realce heterogéneo após injeção de godolínio. Estas lesões estavam associadas a envolvimento difuso das leptomeninges e paquimeninges (tenda cerebelosa) e dilatação tri-ventricular moderada com sinais de reabsorção transepandimária ativa.

No âmbito da investigação da extensão da aspergilose, realizámos uma cintigrafia óssea, que mostrou uma fixação heterogénea da grelha costal anterior esquerda em relação à lise óssea, e uma ecografia cardíaca, que foi normal.

O doente voltou a tomar anfotericina B e diamox® (devido ao agravamento do estrabismo e ao aparecimento de vómitos e paralisia facial).

Não foi indicada cirurgia, dado o elevado risco de infeção, e não foi prescrita terapêutica com corticosteróides, dado o quadro de imunodeficiência. A evolução foi marcada por uma deterioração progressiva do estado neurológico e o doente foi retirado do hospital contra indicação médica.

Comentário nº 5

Siwar, 22 meses, de Tataouine, internado com diarreia febril.

História pessoal :

- O resultado de uma gravidez normal, levada a termo às 30 semanas de gestação, em casa.
- Grito imediato
- Bom desenvolvimento psicomotor
- Vacinas actualizadas
- Sem historial médico específico

História familiar :

- Consanguinidade parental em primeiro grau
- Uma irmã morreu aos 2 anos de idade envenenada por escorpião.
- Uma irmã morreu com um ano de idade, com problemas respiratórios agudos.
- Uma irmã de 19 anos com diabetes tipo 1.
- Quatro irmãs e um irmão, aparentemente de boa saúde.

História da doença: 2 semanas de idade, marcada pelo aparecimento de febre e diarreia de agravamento progressivo. O doente foi internado no hospital regional de Tataouine. O exame físico revelou uma pele pálida, uma tez acinzentada, febre e gemidos. Os exames biológicos revelaram hiperleucocitose com predomínio de neutrófilos, PCR 96 mg/L, VS 82 mm na primeira hora, anemia microcítica hipocrómica 7 g/dl e citólise hepática. A coprocultura foi positiva para *Escherichia coli* sensível. A ECBU e a punção lombar foram negativas. A radiografia do tórax e a ecografia abdominal eram normais. A doente começou a tomar cefotaxima, gentamicina e metronidazol, mas a febre persistiu e foi transferida.

Exame clínico :

- Temperatura a 37,2
- Eutrófico para a sua idade.
- Olheiras à volta dos olhos.
- Sorri.
- Palidez mucocutânea.
- Hepatomegalia a 1 dedo de distância.
- O resto do exame foi normal.

Exames complementares

- Hemograma: anemia microcítica de 8,4 g/dl, leucócitos e plaquetas normais.
- PCR: 124 mg/l.
- LDH elevada para 1382 UI/l.
- Sem citólise hepática, TP correto.
- Hipoprotidemia a 49 g/l.
- Hemocultura: negativa.
- ECBU: negativo.
- Serologia de Wright e Widal: negativa.

Tratamento terapêutico :

O doente começou a receber reidratação intravenosa, imipenem e amicacina.

Evolução :

- A doença foi marcada por febre persistente e vómitos biliosos.
- Uma **ecografia abdominal** mostrou uma formação hipoecóica com 3,5 cm de comprimento, provavelmente retroperitoneal, com um fígado heterogéneo aumentado de tamanho.
- **A TC abdominal** revelou uma formação paraespinhal direita hipodensa, com realce periférico após injeção de contraste, associada a um fígado multinodular heterogéneo e a nódulos pulmonares difusos, sugerindo uma coleção abdominal profunda com locais secundários sépticos ou uma origem neoplásica.
- **Os marcadores tumorais** eram negativos, com exceção da NSE, que estava elevada.
- **A medição do VMA em** 3 dias consecutivos foi normal.
- **A cintigrafia com MIBG** foi normal.
- **O mielograma** revelou uma inflamação e a **biopsia óssea e da medula óssea** foi normal.
- O doente recebeu uma antibioterapia de um mês (imipenem seguido de teicoplanina e metronidazol, dada a persistência inicial da febre).
- A progressão foi marcada por apirexia estável, mas persistência de hepatomegalia significativa.
- **A ecografia abdominal de seguimento** mostrou o mesmo aspeto que a primeira ecografia.
- **Foi efectuada uma biopsia hepática** que revelou uma hepatite granulomatosa e necrosante sugestiva de tuberculose; este aspeto pode ser consistente com becegite.
  Isto levou à prescrição de quatro medicamentos anti-tuberculose (isoniazida, rifampicina, estreptomicina e pirazinamida).

- Foi realizada **uma TAC torácica-abdominal-pélvica e cerebral** que revelou hepatomegalia multinodular heterogénea com múltiplos nódulos pulmonares, formações polilobadas pré-renais direitas, hidrocefalia moderada e contraste nodular cerebral.
Suspeitou-se de tuberculose neuromeningeal e foi efectuada uma punção lombar, que foi normal.
- **O exame imunológico** concluiu que o doente sofria de granulomatose séptica crónica.

Diagnóstico retido: granulomatose séptica crónica revelada por becegite disseminada.

Gestão e desenvolvimento :

- Dado o historial e as lesões nodulares, suspeitou-se de aspergilose. **A serologia para aspergilose** foi positiva e o doente foi medicado com anfotericina B.
- Após o tratamento com agentes antifúngicos, a hepatomegalia regrediu parcialmente e o estado geral melhorou. No entanto, após 11 dias de tratamento com anfotericina B e 31 dias de tratamento anti-tuberculose, a doente desenvolveu dificuldade respiratória, o que levou à sua morte.

Comentário n° 6

Abdallah, com 3 meses e 10 dias de idade, de Bir Ali, deu entrada no hospital com diarreia febril.

História pessoal :

- Resultante de uma gravidez normal e levada a termo.
- Período neonatal sem intercorrências.
- Vacinação à nascença e aos $2^{\text{ème}}$ meses.
- Nenhum historial médico específico.

História familiar :

- Primos em primeiro grau dos pais.
- Apenas um irmão, de 4 anos, aparentemente de boa saúde.
- Sem história de morte na infância ou de imunodeficiência na família.

História da doença: 4 dias antes da admissão, marcada pelo aparecimento de candidíase oral e diarreia aquosa num contexto febril, sem melhoria com tratamento sintomático.

Exame clínico :

- Temperatura a 40°C.
- Eutrófico para a sua idade.
- Candidíase oral.
- Desidratação de fase 3.
- O resto do exame foi normal.

Exames complementares

- Hemograma: hiperleucocitose de 29.550/mm3 com neutrófilos de 13.660/mm3 e linfócitos de 13.160/mm3, anemia hipocrómica de 8,4 g/dl e trombocitose de 752.000.
- PCR: 65 mg/l.
- Hemocultura negativa.
- Punção lombar negativa.
- Radiografia do tórax: presença de síndroma brônquica.

Tratamento inicial :

O doente recebeu reidratação intravenosa seguida de reidratação oral e micostatina.

Evolução :

- Foi marcada pelo aparecimento de uma parotidite bilateral no segundo dia de hospitalização. Foi efectuada **uma ecografia cervical** que mostrou hipertrofia de ambas as glândulas parótidas e adenomegalia jugulo-carotídea bilateral com aspeto inflamatório.

  O doente foi medicado com augmentin®, com boa evolução.

- O doente foi readmitido no hospital aos 6 meses de idade devido a múltiplos abcessos (axilares e inguinais).

- Foi readmitido no hospital aos 7 meses de idade com poliadenopatia e trombocitopenia.

  O **mielograma** mostrou a presença de BAARs.

  A TAC toraco-abdomino-pélvica revelou múltiplas adenopatias axilares esquerdas, a maior das quais parcialmente liquefeita, medindo 27*14 mm, associadas a espessamento dos tecidos moles, várias adenopatias axilares direitas, a maior das quais medindo 7 mm, e 3 nódulos pulmonares subpleurais no segmento póstero-lateral direito, medindo 4*4*3 mm, de aspeto inespecífico.

  Foi efectuada **uma análise imunológica** e o teste NBT concluiu que o doente sofria de granulomatose séptica crónica.

  Diagnóstico confirmado: granulomatose séptica crónica revelada por becegite disseminada.

  Gestão e desenvolvimento :

  O bebé foi submetido a um tratamento anti-tuberculose durante 1 ano (4 meses de quadriterapia e 8 meses de terapia dupla).

- O bebé foi readmitido no hospital em várias ocasiões. Apresentou sépsis por *Staphylococcus hominis aos* 11 meses de idade, aspergilose pulmonar aos 11 meses, 18 meses, 23 meses e 28 meses, pneumopatia aos 21 meses, 23 meses e 5 anos, pneumopatia associada a problemas digestivos aos 25 meses e osteomielite aos 3 anos.

- A obstipação crónica levou a uma série de investigações. As provas de função tiroideia eram normais. O clister baritado mostrava uma progressão regular do produto de contraste do reto para o ceco sem injeção do apêndice e sem opacificação da última ansa ileal, com um sigmoide e um dolichocolon esquerdo predominantes. A manometria anorrectal era normal com a presença de um reflexo anal inibitório. A colonoscopia com biopsia não apresentava anomalias.

  A prova da tuberculina foi negativa. A lavagem broncoalveolar com teste BK não isolou quaisquer germes e o teste BK foi negativo.

Inverter :

Atualmente, tem 5 anos e 3 meses de idade. Continua a ser raquítico (peso -2DS e altura -3DS). Não foi submetido a um transplante de células estaminais hematopoiéticas porque não tem um dador geno-idêntico.

	Ano de diagnóstico	Idade	Idade no momento do diagnóstico	Origem geográfica	Género	Vacinação anterior	História familiar	Complicações anteriores ao diagnóstico	Circunstâncias da descoberta	Complicações após o diagnóstico	Mortes	Passo atrás
1	2017	11 anos + 4 meses	11 anos + 4 meses	Gabes	M	Sim	O irmão faleceu com 4 anos (dificuldade respiratória)	Abcesso pulmonar aos 5 anos de idade	Pneumonia em palha	Não	Não	6 anos de idade
2	2012	10 anos + 6 meses	4 anos (enfermaria de pediatria do Hospital Charles Nicolle)	Mazouna	M	Sim	*Irmã falecida (2 anos: CDG, aspergilose broncopulmonar) *Irmão falecido (2 anos: febre + esplenomegalia)	Broncopneumonia	Broncopneumonia traumática: aspergilose pulmonar invasiva	Aspergilose pulmonar	Não	6 anos e meio
3	2008	18 meses	18 meses	Kebili	M	Sim	-	-	Cecite disseminada + aspergilose pulmonar invasiva.	Não	Não	16 anos e meio de idade
4	2008	13 meses	13 meses	Mahres	M	Sim	-	-	Cecite loco-regional + abcessos recorrentes (retrofaríngeo + pé + braço)	Aspergilose pulmonar + neuro-meningeal	-	-

| 5 | 2006 | 22 meses | 22 meses | Tataouine | F | Sim | *A irmã morreu (2 anos: envenenamento por escorpião) *A irmã morreu (1 ano: dificuldades respiratórias) *Irmã diabética | - | Begite disseminada (pulmonar + hepática + neuro-meningeal) | - | Sim | - |
| 6 | 2019 | 6 meses | 6 meses | Bir Ali | M | Sim | - | Abcessos múltiplos (inguinais + axilares) | Cecite disseminada (pulmonar + medula óssea) | *Osteomielite *Sepsis *4 episódios de broncopneumopatia e 4 episódios de aspergilose pulmonar. | Não | 4 anos +8 meses |

Discussão

I.   Dados epidemiológicos

A DGC é uma doença rara que foi descrita pela primeira vez em 1957 (3). É conhecida como uma doença órfã porque afecta menos de 0,05% de uma determinada população. A sua incidência exacta é desconhecida. Estima-se que tenha ocorrido entre 1/200.000 e 1/250.000 nascimentos por ano nos Estados Unidos, para um registo nacional de 368 doentes em 2000 (4), e a sua prevalência está estimada entre 1/300.000 e 1/1.000.000 (5, 6, 7).

Afecta sobretudo o sexo masculino. Esta predominância masculina é descrita em todos os estudos (2, 4, 8, 9). O nosso estudo incluiu 5 rapazes e uma rapariga.

A DGC representa 5,2% de todos os erros inatos da imunidade humana (2). Durante o período do estudo, 74 crianças foram tratadas por uma deficiência imune inata. Destas, 7 doentes foram diagnosticados com DGC, correspondendo a uma percentagem de 9,45%.

A maioria dos casos desenvolve-se na infância, mas a doença também pode ser diagnosticada na adolescência ou na idade adulta. A idade mediana do diagnóstico é de 1,9 anos (10). No nosso estudo, a idade de diagnóstico foi inferior a 2 anos para 4 doentes, 4 anos para um doente e 11 anos e 4 meses para um doente.

Em algumas formas da doença, o atraso no diagnóstico pode ser explicado por uma menor frequência de infecções, devido à persistência de atividade oxidativa residual. Este facto pode ser explicado pela variabilidade genotípica; de facto, a doença é causada por 5 alterações genéticas. Os doentes com a mutação p49 phox apresentam formas moderadas da doença, que podem desenvolver-se tardiamente, mesmo na idade adulta (4).

O atraso no diagnóstico pode também ser explicado pelo grande número de diagnósticos diferenciais possíveis, sobretudo nos adultos: em caso de envolvimento pulmonar, são evocados em primeiro lugar outros tipos de granulomatose (como a tuberculose ou a sarcoidose), que são mais prevalentes, e em caso de sintomas digestivos, é frequentemente sugerida a doença de Crohn (3,11).

II.   Fisiopatologia

As células fagocíticas (neutrófilos, monócitos, macrófagos) estão envolvidas na resposta imunitária inata do hospedeiro. Durante uma infeção, os agentes patogénicos envolvidos, os macrófagos dos tecidos e as células endoteliais circundantes libertam substâncias quimioatraentes. Estas substâncias quimioatractoras espalham se pelos vasos sanguíneos vizinhos para atrair células fagocíticas. Depois de aderirem aos vasos sanguíneos e de atravessarem o endotélio vascular, os fagócitos fagocitam os microrganismos no local da infeção. Ao mesmo tempo, a NADPH oxidase das células fagocíticas é activada e torna-se capaz de produzir formas reactivas de oxigénio (RRO). Os agentes patogénicos internalizados são então destruídos pelas ORF (nomeadamente o peróxido de hidrogénio e os iões hipoclorito).

O complexo NADPH oxidase é constituído por 3 factores citosólicos (p47phox, p67phox e p40phox) e por um elemento proteico membranar (citocromo b558). Este último é constituído por duas subunidades, a p22phox e a gp91phox (também conhecida por Nox2). Foram recentemente identificados seis homólogos da gp91phox. A sua distribuição nos tecidos e a sua regulação são muito diferentes, o que sugere uma grande variedade de funções fisiológicas. A modulação da sua atividade pode conduzir a uma vasta gama de eventos fisiopatológicos (8).

Quando o fagócito está em repouso, o complexo NADPH oxidase está dissociado e inativo. Após o reconhecimento específico de um elemento patogénico pela célula fagocitária, é desencadeada uma cascata de sinalização intracelular que conduz à fosforilação de factores citosólicos. Estes elementos citosólicos migram então para a membrana plasmática onde se associam ao elemento proteico membranar, formando um complexo ativo de NADPH oxidase. Esta molécula é responsável pelo consumo intenso de oxigénio (O2) e pela produção de iões superóxido (O2-), ponto de partida para a síntese de espécies reactivas de oxigénio (ROS). Estes subprodutos da ativação dos fagócitos têm propriedades bactericidas e fungicidas.

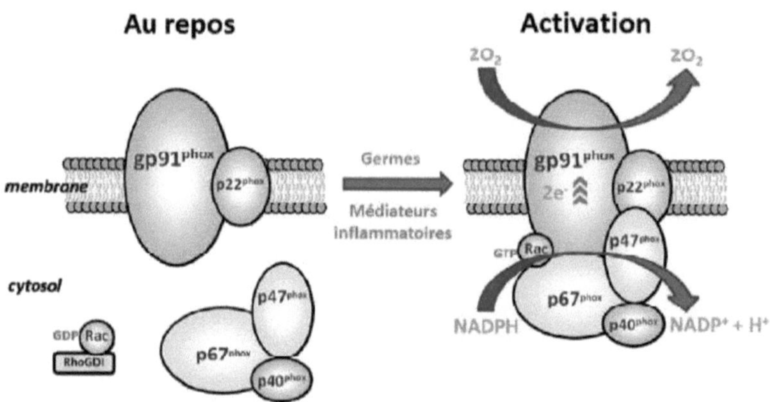

Figura 5: Ativação da NADPH oxidase após reconhecimento de um agente patogénico.

Durante a DGC, a mutação das subunidades da NADPH oxidase torna esta enzima inativa. Como resultado, as células fagocíticas são incapazes de produzir metabolitos activos de oxigénio. Os microrganismos catalase-positivos são fagocitados normalmente, mas persistem nas células, formando uma barreira aos anticorpos extracelulares e aos antibióticos. O resultado são infecções recorrentes com a possibilidade de formação de granulomas, em parte devido à libertação e persistência de quimioatraentes que necessitam de metabolitos de oxigénio para a sua degradação. Os germes catalase-negativos produzem o peróxido de hidrogénio necessário para a sua própria lise no fagossoma, contornando parcialmente a deficiência de NADPH oxidase.

Durante uma infeção, os neutrófilos também libertam proteínas citosólicas contidas nos seus grânulos, bem como cromatina. Estes vários compostos formam armadilhas extracelulares (chamadas NETs: *neutrophil extracellular trap*) capazes de destruir bactérias e fungos. As células dos doentes com GSC não são capazes de formar estas NETs (12).

III.   **Genética**

A DGC é herdada de duas formas principais: ligada ao X (CGDX) e autossómica recessiva (CGDAR). A forma autossómica dominante é excecional (13). A CGDX é a forma mais comum, causada por mutações no gene CYBB (que codifica gp91phox) localizado no braço curto do cromossoma X (Xp21.1). Existem três variantes principais da CGDX, dependendo da expressão da proteína gp91phox:

- A forma X^o: as duas subunidades do citocromo b558 estão ausentes e a atividade da NADPH oxidase está completamente abolida. Esta é a forma mais clássica de DGC.

- A forma X: o citocromo b558 está presente mas em quantidades reduzidas e a atividade da NADPH oxidase é nula ou muito reduzida.

- A forma X+: a expressão do citocromo b558 é normal e a atividade da NADPH oxidase está completamente abolida.

Existem 4 formas de CGDAR, dependendo do gene afetado: CYBA, NCF1, NCF2 ou NCF4. Com exceção da que envolve um defeito genético quase constante no gene NCF1, estas formas são muito raras.

Em geral, as mutações genéticas não têm uma localização específica (junções intrão/exão, partes codificantes ou mesmo na região promotora do gene) e podem ser encontrados todos os tipos de mutações (mutações pontuais, deleções e/ou inserções de tamanho variável ou inversões) (8, 12).

A DGC resulta, portanto, de mutações em cinco genes distintos: CYBB, CYBA, NCF1, NCF2 e NCF4, que codificam, respetivamente, as proteínas gp91phox, p22phox, p47phox, p67phox e p40phox do complexo NADPH oxidase. A maioria das mutações genéticas conduz à ausência da proteína correspondente, quer por um defeito na síntese do ARN mensageiro, quer por instabilidade da proteína mutada, que é rapidamente eliminada (CGDX0 ou CGDAR0). Um estudo publicado em 2001 listou as várias mutações causadoras da CGDX e encontrou 191 mutações (150 casos de CGDX0, 26 casos de CGDX- e apenas 17 casos de CGDX+) (14).

A DGC ligada ao X encontra-se em 60-75% dos doentes, dependendo do autor. A sua expressão clínica é geralmente mais grave do que a das formas autossómicas recessivas, com maior risco de infeção e mortalidade mais precoce (8 , 13 , 12). Nesta forma, os rapazes nascem de mães heterozigóticas "portadoras", cuja atividade da NADPH oxidase está muitas vezes reduzida a metade. No entanto, na maioria dos casos, com algumas excepções, não apresentam um aumento significativo de infecções em comparação com uma população de controlo. Existem, no entanto, casos raros de granulomatose séptica crónica sintomática em mulheres heterozigóticas, associados a uma inativação não aleatória do cromossoma X.

A presença de uma filha com DGC na família e/ou a consanguinidade dos pais sugere DGC autossómica recessiva.

No nosso estudo, nenhum doente beneficiou de estudo genético, todos os doentes eram consanguíneos, apenas uma filha foi incluída e apenas um doente tinha uma irmã portadora de DGC que faleceu de aspergilose pulmonar.

IV. Apresentação clínica

IV- 1-circunstâncias da descoberta

As manifestações clínicas da DGC podem ser classificadas em duas grandes categorias: infecciosas e inflamatórias ou granulomatosas. O pulmão, a pele, o fígado e os gânglios linfáticos são os locais preferenciais de infeção, enquanto os intestinos são mais frequentemente afectados por manifestações inflamatórias crónicas (12). As principais manifestações clínicas são a pioderma, a pneumonite, a inflamação do trato gastrointestinal, a linfadenite, os abcessos hepáticos e a osteomielite (4). No nosso estudo, o modo de aparecimento foi cecite disseminada em 2 casos, cecite disseminada associada a aspergilose pulmonar num caso, cecite locorregional associada a abcessos recorrentes num caso, pneumonia por palha num caso e aspergilose pulmonar num caso.

IV-2-Manifestações infecciosas

Tanto em crianças como em adultos, podem ser afectados diferentes órgãos, variando o grau de envolvimento de um indivíduo para outro, o que demonstra a heterogeneidade da doença. Os microrganismos responsáveis pelas infecções incluem agentes infecciosos fúngicos e bactérias com a caraterística comum de serem catalase positivos. As infecções mais frequentes são as pulmonares, viscerais (abcessos hepáticos, esplénicos, cerebrais, etc.), osteoarticulares (sobretudo vertebrais) e septicémicas.

IV-2-1- Doença pulmonar

O envolvimento pulmonar é a doença infecciosa mais frequente e a principal causa de mortalidade na GSC. Encontra-se em 66% a 84% dos doentes, quer como condição antecedente quer como modo de aparecimento (3, 4, 9, 15). A evolução da doença é frequentemente tórpida. Existe uma discrepância radio-clínica, com uma expressão clínica pobre que contrasta com a importância e variedade dos sinais radiológicos (pneumopatias, abcessos pulmonares, infiltrados reticulo-nodulares, miliários, derrames pleurais, etc.). A TAC torácica é indispensável, nomeadamente nos casos de aspergilose. Pode mostrar o grau de disseminação da infeção (pleura, parede torácica, coluna vertebral, diafragma, fígado). A invasão parietal é um fator grave. Durante a remissão, não é invulgar a persistência de imagens radiológicas, nomeadamente infiltrados reticulo-nodulares (11). As infecções pulmonares recorrentes resultam frequentemente em fibrose pulmonar (3). Os germes envolvidos nas infecções pulmonares são os mesmos em crianças e adultos. O pneumococo é raramente implicado porque é uma bactéria catalase-negativa. O *Aspergillus, o* Staphylococcus aureus, as enterobactérias, as micobactérias e a *Nocardia* também estão implicados. (3, 4, 11)

Dado que os achados clínicos e radiológicos não são específicos e que são possíveis organismos raros ou infecções mistas, devem ser efectuadas investigações adicionais com vista a um diagnóstico microbiológico. Isto requer, por vezes, uma lavagem broncoalveolar ou uma aspiração com agulha trans-torácica sob orientação da TAC. Para diagnosticar uma pneumonia causada por fungos ou por Nocardia, é também necessário excluir uma possível disseminação através de exames ósseos e imagiológicos do sistema nervoso central.

IV-2-2-Acometimento da pele

As lesões cutâneas são registadas em 60-70% dos doentes e podem ser indicativas da doença (13). Na infância, as lesões cutâneas são mais frequentemente lesões eczematosas exsudativas. Ocorrem na face, nas áreas periorificiais, no couro cabeludo, assumindo o aspeto de dermatite seborreica, e nas pregas, afectando principalmente as pregas axilares, por vezes o períneo e a prega glútea. O Staphylococcus aureus é o micro-organismo mais frequentemente encontrado, antes dos fungos. Nos adultos, as afecções cutâneas mais frequentes são a acne, a foliculite e a pioderma. A acne começa na adolescência, prolonga-se até à idade adulta, sobretudo nos homens, e é frequentemente grave e incapacitante (13, 12, 3).

IV-2-3- Lesões osteoarticulares

As infecções osteoarticulares surgem na infância e na idade adulta. A sua localização é variável. Todas as articulações do esqueleto podem ser afectadas, mas são mais frequentes nos pequenos ossos periféricos, nos ossos chatos e na coluna vertebral (12, 3). Estas infecções podem ser primárias ou secundárias e podem ou não estar associadas a pneumonite. Os microorganismos envolvidos são : *Aspergillus fumigatus, Serratia marcescens* e micobactérias atípicas. A osteomielite por *Serratia revela-se* frequentemente antes do primeiro ano de idade (3).

Na nossa série, apenas um doente apresentou osteomielite.

IV-2-4-Outras doenças infecciosas

Foi descrito o envolvimento dos gânglios linfáticos, mais frequentemente na região cervical, com a possibilidade de progressão para abcesso e fistulização (12, 3). O aparecimento de granulomas na histologia pode levar a um diagnóstico incorreto de tuberculose. A linfadenite é principalmente causada por *S. aureus* e bactérias Gram-negativas, incluindo um agente patogénico recentemente identificado como suscetível à ceftriaxona (*Granulobacter bethesdensis*) (16).

O envolvimento hepático, sob a forma de abcessos, também parece ser clássico e pode ser um meio de revelar a doença. O primeiro episódio de abcesso hepático ocorre na infância ou na adolescência. Os sinais clínicos são específicos (febre, dor abdominal). O microrganismo mais frequentemente encontrado é o *Staphylococcus aureus*. O diagnóstico positivo baseia-se principalmente na tomografia computorizada. Estes abcessos são frequentemente recorrentes. As calcificações hepáticas são raras e assintomáticas, reflectindo a idade das lesões (12, 3).

O envolvimento do trato digestivo também pode ser um sinal da doença. Todo o trato digestivo pode ser afetado, mas o envolvimento perianal é particularmente comum (abcesso da margem anal ou fístula anal).

Ao contrário dos doentes com imunodeficiência combinada grave ou com anomalias na via do recetor do interferão gama, os doentes com DGC desenvolvem becegite localizada grave em vez de infeção disseminada (17).

Outros sítios infecciosos menos específicos são possíveis e raros, tais como sinusite, otite média, abcessos dentários e infecções neuro-meningeais (12, 3).

IV-2-5- Germes envolvidos

Os microrganismos responsáveis pelas infecções são principalmente agentes infecciosos fúngicos e bactérias com a caraterística comum de serem "catalase positivos". Não existem infecções específicas por vírus, parasitas ou bactérias intracelulares.

a-- Agentes fúngicos

Os agentes infecciosos fúngicos incluem principalmente aqueles raramente observados noutros hospedeiros (*Aspergillus nidulans, Paecilomyces variotti, Paecilomyces lilacinus e Neosartorya udagawae*). Estes organismos são altamente patogénicos na DGC, enquanto que não o são em nenhum outro grupo de doentes, incluindo os receptores de transplantes (18).

O género *Aspergillus* é largamente dominante, sendo responsável por 33% das infecções (3). Estas são principalmente aspergilose pulmonar invasiva (um terço dos doentes) e, mais raramente, abcessos paravertebrais, osteíte e abcessos da córnea (11, 3).

É feita uma distinção entre as infecções por *Aspergillus fumigatus* e *nidulans, que são* mais invasivas (19). As infecções fúngicas pulmonares podem ser fatais, mesmo com cargas muito baixas de *Aspergillus fumigatus* (20). Os fungos geram uma resposta inflamatória exuberante e de longa duração nos pulmões, com formação de granulomas e hiperinflamação. Pelo menos uma parte da inflamação descontrolada na granulomatose séptica crónica ocorre sem infeção persistente, o que pode de facto dever-se a uma resposta imunitária demasiado agressiva. É o caso da doença pulmonar da palha, que provoca uma resposta inflamatória grave. É causada pela inalação de bolores presentes na palha, no feno ou em folhas mortas (através do processamento de composto ou da remoção de folhas com bolor). Normalmente, 1 a 10 dias após a inalação, os doentes com DGC desenvolvem uma síndrome semelhante à pneumonia de hipersensibilidade, com febre e dispneia. As radiografias do tórax mostram infiltrados intersticiais difusos, a fibroscopia brônquica é frequentemente inconclusiva e a biopsia pulmonar mostra uma inflamação aguda associada a granulomas e fungos necróticos.

Entre todas as deficiências imunitárias, a DGC tem a maior prevalência de infecções fúngicas, estimada em 20-40% por doente ao longo da vida. Este valor foi tão elevado como 46% na série francesa (5, 15, 21). A classificação diagnóstica internacional EORTC/MSG das infecções fúngicas invasivas, revista em 2008, inclui a imunodeficiência (e a DGC em particular) como um critério de acolhimento (22).

Embora se trate de uma infeção fúngica, os casos de pneumocistose pulmonar durante a DGC parecem ser excepcionais. Apenas foram publicados alguns casos pediátricos (11) e numa série tunisina de imunodeficiências hereditárias em que a pneumocistose foi sistematicamente procurada em doentes sintomáticos, apenas foi detectado um caso de pneumocistose entre 22 doentes com DGC (11).

b- Agentes bacterianos

Entre os agentes infecciosos bacterianos, o Staphylococcus aureus é o mais frequentemente implicado, bem como as enterobactérias, incluindo *a Salmonella*. Ao longo dos anos, a ecologia bacteriana alterou-se e *surgiram* novas bactérias altamente virulentas, como a *Nocardia, a*

Serratia marscens, a *Burkholderia cepacia* e, mais recentemente, a *Granulobacter bethesdensis*, dando origem a infecções generalizadas graves (3).

Dada a grande variedade de microrganismos envolvidos e a especificidade do seu tratamento, a prova microbiológica é essencial, independentemente do local da infeção. (3).

IV-3- Manifestações inflamatórias

A frequência das doenças inflamatórias aumenta com a idade. São acompanhadas de uma morbilidade importante. Histologicamente, os granulomas caracterizam-se pela presença de células gigantes multinucleadas, resultantes da fusão de macrófagos que sequestraram agentes infecciosos sem os destruir. Estas lesões inflamatórias são geralmente de pequenas dimensões (alguns milímetros de diâmetro), mas por vezes tornam-se grandes, dando origem a um quadro pseudotumoral. Os granulomas podem provocar uma estenose do tubo digestivo e do trato urinário excretor ou evoluir para uma ulceração. Todo o trato digestivo pode ser afetado. Pode observar-se uma inflamação crónica das membranas mucosas, com estomatite ulcerativa sugestiva de doença de pseudo-Behçet, bem como esofagite e gastrite. O envolvimento do cólon pode imitar a doença de Crohn. Na doença ureteral, as lesões obstrutivas levam a ureterohidronefrose. A doença pulmonar inflamatória é possível; os sintomas não são muito específicos; os achados radiológicos incluem nódulos, condensações parenquimatosas ou infiltrados intersticiais difusos, frequentemente associados a opacidades em vidro fosco e/ou bronquiectasias. Os granulomas também podem afetar o sistema osteoarticular, especialmente em doentes diagnosticados na idade adulta. Podem envolver o esqueleto axial, apresentando-se como espondiloartropatia ou mimetizando artrite reumatoide. Isto é mais frequentemente observado nas formas ligadas ao X do que nas formas autossómicas recessivas (12, 3).

IV-4- Outros eventos

A associação de manifestações auto-imunes com deficiências imunitárias primárias tem sido bem descrita. A sua patogénese é multifatorial e depende do tipo de imunodeficiência. A DGC é considerada um fator de risco que predispõe a doenças auto-imunes (23). Estas doenças estão frequentemente confinadas aos adultos e são raramente observadas em crianças. O lúpus sistémico ou discoide é a doença autoimune mais comum na DGC. É também mais frequente em familiares de primeiro grau do lado materno nos casos de DGC ligada ao X (12, 3). Alguns autores sugeriram que determinados genes localizados no cromossoma 1q23 estão envolvidos na génese do LES (24). A DGC pode também estar associada a púrpura trombocitopénica autoimune, miastenia, artrite juvenil, corioretinite, uveíte, má absorção de vitamina B12, hepatite autoimune, artrite idiopática juvenil, nefropatia por imunoglobulina (Ig) A, doença celíaca e hemossiderose pulmonar (23, 3).

Síndrome de Mac Leod :

É importante conhecer uma forma particular de DGC. Trata-se da associação entre a DGC ligada ao X e a síndrome de Mac Leod, causada por uma grande deleção no Xq21.1, que transporta tanto o gene CYBB como o gene que codifica o antigénio Kx. Quando o quadro está completo, pode também estar associado a distrofia muscular de Duchenne e/ou retinite pigmentosa e/ou deficiência de ornitina carbamil transferase. A síndrome de Mac Leod é definida pela ausência de expressão do antigénio eritrocitário Kx, levando a uma expressão reduzida dos antigénios do sistema Kell na superfície dos glóbulos vermelhos. Manifesta-se por hemólise moderada com a presença de acantócitos e o desenvolvimento tardio de perturbações neuromusculares. A implicação mais importante está ligada ao risco de transfusão (aloimunização), exigindo uma gestão transfusional cuidadosa e, sobretudo, a prevenção através da eritropoietina (2).

V. Exames complementares

Em caso de suspeita de granulomatose séptica crónica, é essencial encaminhar o doente para um centro especializado e realizar testes de diagnóstico num laboratório competente. O diagnóstico funcional da DGC baseia-se na medição das ORFs produzidas pelos granulócitos activados. Podem ser efectuados diferentes testes, dependendo da especificidade da resposta pretendida, da quantidade de sangue total disponível e da frescura da amostra.

V-1. Teste do nitroblue de tetrazólio (NBT)

Continua a ser o teste de rastreio de eleição para esta doença. Baseia-se na ativação da NADPH oxidase dos granulócitos por agentes solúveis, o acetato de forbol miristato (PMA), na presença de NBT. Este último, que era previamente amarelo, foi reduzido a um precipitado violeta pelas ORF produzidas pela oxidase estimulada. As células que reduziram o NBT são colocadas numa lâmina e contadas para diagnosticar imediatamente a DGC.

O teste NBT pode ser efectuado no sangue total se forem colhidas muito poucas amostras (diagnóstico pré-natal, recém-nascidos, etc.). No entanto, é geralmente mais fiável após a purificação de leucócitos ou neutrófilos do sangue total. O teste pode ser melhorado através da ativação dos neutrófilos com esferas de látex "opsonizadas" com IgG, o que permite avaliar a função de fagocitose destas células (3).

É também muito útil para determinar o tipo de transmissão, especialmente se a criança afetada for um rapaz. Uma mãe portadora de uma forma de DGC ligada ao X tem aproximadamente 50%

de neutrófilos normais e 50% de neutrófilos com deficiência de NADPH oxidase. No entanto, as percentagens respectivas destas duas populações celulares podem variar, especialmente no caso de inativação do cromossoma X.

V-2- Citometria de fluxo

O princípio é, em linhas gerais, o mesmo que o do teste NBT. As sondas fluorescentes medem, mais ou menos especificamente, a formação intracelular de determinadas ORF a partir de neutrófilos estimulados. A mais comum utiliza a di-hidrorhodamina (DHR). A DHR não fluorescente, fagocitada por neutrófilos normais activados por acetato de miristato de forbol, é oxidada por peróxido de hidrogénio. Isto cria um composto verde fluorescente que pode ser detectado por citometria de fluxo. Ao medir esta fluorescência, é possível avaliar a capacidade oxidativa dos fagócitos.

É obtido a partir de sangue total ou de leucócitos purificados. O principal condicionalismo é que a amostra de sangue deve ter, de preferência, menos de 24 horas. Esta técnica permite igualmente visualizar duas populações de células fagocíticas (dois picos), para as mães portadoras de granulomatose séptica ligada ao X. Nas formas autossómicas, verifica-se geralmente uma redução global ou uma ausência total de produção de aniões superóxido (3).

V-3- Quimioluminescência ou fluorescência em placa de tipo Elisa :

A utilização da quimioluminescência ou da fluorescência pode melhorar consideravelmente a sensibilidade da medição global das ORFs produzidas pela NADPH oxidase dos neutrófilos (apenas 10 000 a 20 000 neutrófilos por teste). A NADPH oxidase é activada quer por agentes solúveis quer por estímulos particulados (zymosan, látex ou S. *aureus* opsonizado). No entanto, estes testes são mais fiáveis quando os leucócitos inteiros ou, melhor ainda, os neutrófilos são purificados a partir do sangue total. Os inconvenientes destes métodos são a dificuldade de exprimir os resultados (unidades de luz ou de fluorescência) e a variabilidade dos níveis de ORF medidos (3).

V-4- Medição da atividade da NADPH oxidase por espetrofotometria

As técnicas acima mencionadas medem a produção de O2- pelos fagócitos activados, bem como as várias ORFs geradas a partir destes superóxidos. A única técnica que avalia especificamente a produção de O2- é a medição da redução do citocromo c em função do tempo pelos fagócitos activados por agentes particulados ou solúveis. Para tal, é necessário purificar previamente as células fagocíticas. A especificidade absoluta da reação de redução é assegurada pela interrupção da cinética. Para o efeito, adiciona-se ao reservatório a superóxido dismutase, que converte o O2- em H2O2, o qual não é capaz de reduzir o citocromo *c*. Esta técnica requer um número de granulócitos dez vezes superior ao das técnicas de fluorescência do tipo Elisa ou de quimioluminescência em placa (100 000 a 200 000 células por teste), mas um número equivalente ao utilizado no teste do NBT ou para a aquisição por citometria de fluxo (3).

V-5- Oxigenografia

É, sem dúvida, o método de referência em termos de especificidade da medição. Pode ser utilizado para avaliar o consumo de oxigénio pelos granulócitos activados na presença de cianeto, que inibe completamente a respiração mitocondrial, respeitando a respiração dos fagócitos. No entanto, foi praticamente abandonado devido ao carácter pesado do equipamento e à necessidade de um grande número de células (dez milhões de células por teste).

V-6- Estudo genético

Após os testes de rastreio, deve ser efectuado um diagnóstico molecular num laboratório. A mutação de um dos cinco genes envolvidos na doença resulta numa falta de expressão da proteína mutada correspondente nos neutrófilos (devido a um defeito no ARN mensageiro ou à falta de estabilidade da proteína mutada). A pesquisa da proteína em falta do complexo NADPH oxidase é efectuada por imunodetecção com anticorpos específicos (Western blot) e orienta a investigação molecular para o gene envolvido.

A amplificação por PCR e a sequenciação direta de toda a região codificadora do gene incriminado permitem então o diagnóstico genético. É também possível a utilização diagnóstica do ARN mensageiro. A principal vantagem da identificação da mutação responsável pela DGC num doente é a possibilidade de um estudo familiar, mas também permite, no caso do aconselhamento genético, oferecer aos pais a possibilidade de um diagnóstico pré-natal durante uma futura gravidez (12, 3).

O diagnóstico pré-natal é efectuado exclusivamente por centros especializados. Em função da suspeita de granulomatose séptica crónica, o diagnóstico pré-natal é efectuado através de provas funcionais (redução do NBT e quimioluminescência) em sangue fetal obtido por punção do cordão umbilical às 21 semanas de amenorreia, devido a uma hiperleucocitose fisiológica dos neutrófilos. O teste NBT pode ser efectuado no sangue total se o número de amostras for muito reduzido (diagnóstico pré-natal, recém-nascidos, etc.).

Se se souber que os irmãos têm granulomatose séptica crónica ligada ao X, uma ecografia pré-natal terá determinado que o feto é do sexo masculino. Um teste de Kleihauer avalia o grau de presença de glóbulos vermelhos fetais entre os glóbulos vermelhos maternos adultos. Se for esse o caso, um teste de quinacrina revela células masculinas. O feto é afetado se as suas células positivas para a quinacrina não reduzirem o NBT.

No caso de formas autossómicas recessivas, deve ser utilizado sangue fetal puro.

Atualmente, estes testes funcionais podem ser substituídos por técnicas de análise genética efectuadas durante o primeiro trimestre em biópsias trofoblásticas às 11 semanas de amenorreia, desde que a mutação já tenha sido diagnosticada na família.

VI.   Gestão terapêutica

O tratamento dos doentes com DGC deve ser multidisciplinar, exigindo a colaboração de vários especialistas (imunohematologistas pediátricos e de adultos, infecciologistas, gastrenterologistas, cirurgiões viscerais, pneumologistas, etc.). Baseia-se essencialmente na prevenção das infecções e no tratamento adequado dos episódios infecciosos e inflamatórios.

VI-1- Vida saudável

As medidas higiénicas e dietéticas para reduzir a exposição a agentes potencialmente infecciosos são obrigatórias. Infelizmente, no entanto, são por vezes negligenciadas. A educação deve ser repetida aos doentes e às suas famílias, em cada consulta, se necessário.

Deve dar-se preferência a alimentos cozinhados para reduzir o risco de infeção. As feridas devem ser cuidadosamente lavadas e enxaguadas com soluções anti-sépticas.

A gengivite pode ser prevenida através de controlos dentários regulares, do uso de fio dental e de elixires antibacterianos. Os cuidados dentários intensivos e a cirurgia associados à bacteriémia devem ser cobertos por uma terapia antibiótica.

As infecções pulmonares podem ser prevenidas evitando o tabaco, os humidificadores nos quartos e as fontes de esporos de Aspergillus (estábulos de animais, feno, palha, plantas em decomposição, pilhas de composto, aparas de madeira e estaleiros de construção).

O risco de abcessos perirectos pode ser reduzido evitando a obstipação e a manipulação rectal (supositórios ou medição da temperatura rectal).

O acompanhamento médico (clínico, biológico e radiológico) é essencial. Os seus principais objectivos são a educação terapêutica e a deteção precoce de complicações.

VI-2- Tratamento profilático

O melhor tratamento preventivo consiste num estilo de vida saudável e na prevenção de infecções bacterianas e fúngicas invasivas através de tratamentos com antibióticos e antifúngicos. Esta profilaxia deve ser mantida durante toda a vida do doente.

A profilaxia anti-infecciosa ao longo da vida já provou ser eficaz na redução da frequência de episódios infecciosos de cerca de 1 para 0,3 por ano, reduzindo assim a mortalidade e a morbilidade nestes doentes (12, 17).

Os medicamentos prescritos para fins profilácticos só são eficazes se houver uma boa adesão ao tratamento. A não adesão ao tratamento é um grande obstáculo a uma prevenção óptima das infecções. Esta situação pode estar ligada a vários factores: preocupações com os efeitos secundários, dificuldades na administração de vários medicamentos em momentos diferentes e negação da importância das medidas profilácticas, em especial entre os adolescentes.

VI-2- 1- Profilaxia antibiótica

A profilaxia antibiótica é essencial e deve basear-se em antibióticos que sejam activos contra germes intracelulares. O trimetoprim-sulfametoxazol (TMP-SMX), também conhecido como cotrimoxazol (bactrim®), é o antibiótico de profilaxia mais utilizado. Tem um bom espetro de atividade contra os microrganismos encontrados na granulomatose séptica crónica, particularmente bactérias Gram-negativas (incluindo *Serratia marcescens* e *Burkholderia cepacia*) e estafilococos. Este antibiótico lipofílico penetra nas células hospedeiras e é ativo contra os germes intracelulares. O cotrimoxazol é bem tolerado e deixa intacta a flora intestinal anaeróbia não patogénica (impedindo a colonização por estirpes resistentes).

A dose recomendada para a profilaxia bacteriana é de 6 mg/kg/d de trimetoprim e 30 mg/kg/d de sulfametoxazol. Em caso de alergia, a ciprofloxacina ou uma cefalosporina oral de espetro alargado são alternativas adequadas.

VI-2- 2- Tratamento profilático antifúngico

Após a introdução da profilaxia antibiótica, as infecções fúngicas persistiram com uma incidência de 0 a 15 episódios por doente-ano (4). As infecções fúngicas, particularmente as infecções por *Aspergillus, são* responsáveis por uma elevada taxa de mortalidade. A profilaxia contra infecções fúngicas é, por conseguinte, um fator-chave no tratamento da granulomatose séptica crónica desde uma idade precoce.

O itraconazol é o tratamento recomendado para a profilaxia antifúngica em doentes com granulomatose séptica crónica. Trata-se de um agente antifúngico altamente lipofílico, disponível sob a forma oral e ativo contra o *Aspergillus*. A molécula é absorvida pelos neutrófilos e tem atividade intracelular. A absorção do tratamento não requer a ingestão concomitante de alimentos e não é afetada pela redução da acidez gástrica. São atingidos níveis plasmáticos adequados após duas semanas de tratamento oral com uma dose profiláctica de 5mg/kg/dia. A tolerância a longo prazo parece ser muito boa. Os efeitos secundários conhecidos incluem hepatite (devem ser efectuados testes de função hepática antes do início do tratamento e depois de 6 em 6 meses), neuropatia periférica e síndrome de Stevens-Johnson. Deve também ter-se cuidado com as interacções medicamentosas, devido à inibição do citocromo CYP3A4.

O voriconazol é um agente alternativo para a profilaxia antifúngica. Embora não seja considerado um agente profilático de primeira linha pela maioria dos especialistas, pode ser uma opção adequada em doentes que não toleram o itraconazol.

VI-2- 3- Tratamento com interferão gama

O interferão gama (IFN-γ) é uma citocina imunomoduladora que pode restaurar parcialmente a atividade da NADPH oxidase através do aumento do splicing genético in vitro (25).

A utilização de IFN-γ para profilaxia é variável, uma vez que existe alguma controvérsia. Deve ser proposto tratamento aos doentes que, apesar da profilaxia com TMP-SMX, desenvolvam infecções graves.

As injecções diárias de interferão gama estão reservadas para infecções graves, devido às complicações e ao elevado custo (12,17). A prescrição de interferão gama ou voriconazol deve ser monitorizada a longo prazo para avaliar o risco de lúpus induzido (24).

VI-3- Tratamento das infecções

VI- 3- 1- infecções bacterianas

O tratamento das infecções agudas na DGC baseia-se na terapêutica antibiótica e antifúngica. As complicações infecciosas requerem documentação microbiológica essencial. Os fármacos prescritos devem ter uma boa distribuição intra-tecidular e a duração do tratamento deve ser prolongada.

As infecções bacterianas devem ser tratadas rapidamente com um tratamento antibiótico de largo espetro, sinérgico e prolongado. Esta terapia antibiótica só deve ser iniciada após a recolha das amostras infecciosas. Deve ser ativa contra os microrganismos frequentemente encontrados na doença. É inicialmente probabilística e depois adaptada ao antibiograma quando um germe é isolado. Deve abranger uma vasta gama de bactérias Gram-negativas, *Staphylococcus aureus* e *Nocardia*.

A ciprofloxacina é frequentemente utilizada como tratamento de primeira linha, devido ao seu amplo espetro de atividade e à sua lipofilicidade, o que significa que é possível obter concentrações séricas elevadas. Em combinação com a vancomicina ou a teicoplanina, proporciona uma cobertura para os cocos Gram-positivos, em especial os estafilococos. A teicoplanina está altamente concentrada nos neutrófilos e tem uma boa atividade intracelular contra *Staphylococcus aureus*.

Na ausência de resposta, podem ser necessárias alterações empíricas à profilaxia antibiótica antes da identificação definitiva dos agentes patogénicos, incluindo a administração de terapêutica antifúngica se não for administrada desde o início.

A regressão da infeção é frequentemente lenta e a terapêutica inicial com antibióticos intravenosos deve ser seguida de um tratamento oral prolongado, por vezes durante meses. A terapêutica deve ser prolongada se os marcadores inflamatórios sugerirem uma infeção persistente ou se forem isolados microrganismos como o *Aspergillus* e a *Nocardia*.

A transfusão de concentrados de granulócitos também pode ser efectuada em caso de infeção grave, mas existe o risco de aloimunização (26).

VI-3- 2- Infecções fúngicas

A anfotericina B intravenosa (1 a 2mg/kg/dia) é, desde há muito, o tratamento antifúngico padrão. A sua forma lipossómica pode ser utilizada para tratar a aspergilose. No entanto, dada a sua elevada nefrotoxicidade, o tratamento prolongado ou repetido pode levar a uma insuficiência renal progressiva.

O itraconazol pode também ser utilizado como tratamento curativo de infecções fúngicas (10 a 15mg/kg/dia).

Num ensaio aleatório, o voriconazol demonstrou ser superior à anfotericina B convencional como tratamento inicial para a aspergilose invasiva (taxa de sucesso 53% versus 32%) (27). Walsh et al. demonstraram que é o tratamento de eleição para as infecções fúngicas durante a DGC (28). É recomendado como tratamento de referência para a aspergilose invasiva (incluindo infecções por Aspergillus *Terreus* resistentes à anfotericina B). Em doentes com insuficiência renal, a forma intravenosa do voriconazol deve ser utilizada com precaução, devido ao risco de nefrotoxicidade.

Para além do tratamento antifúngico sistémico, é desejável o tratamento cirúrgico de uma infeção fúngica focal dominante, particularmente quando a parede torácica e as vértebras estão envolvidas.

VI-4- Tratamento das afecções inflamatórias

O tratamento das complicações inflamatórias inclui anti-inflamatórios gerais (esteróides e não esteróides), anti-inflamatórios locais (esteróides para as infecções do trato digestivo inferior) e bioterapias. É essencial garantir que não existem infecções em curso antes de iniciar este tratamento. O tratamento com corticosteróides é frequentemente indicado em casos de granuloma no trato gastrointestinal ou urogenital (24). Contudo, a continuação a longo prazo deste tratamento não parece justificar-se. Está associado a numerosos efeitos adversos e não impede nem retarda a progressão para fibrose.

A inflamação crónica do intestino e as exacerbações granulomatosas agudas do intestino, do trato urinário ou do pulmão requerem uma utilização cautelosa da terapêutica imunossupressora à base de azatioprina.

A eficácia dos imunossupressores no tratamento de complicações inflamatórias e mesmo infecciosas (23) está bem demonstrada. No entanto, estas terapêuticas podem aumentar o risco de infeção. O risco de sépsis acrescentado pela terapêutica imunossupressora a longo prazo no contexto da imunodeficiência deve ser cuidadosamente ponderado e a relação risco-benefício avaliada (24, 26).

Os inibidores *do fator de necrose tumoral alfa* (TNF) são relativamente eficazes, mas comportam um risco significativo de infecções oportunistas (26).

VI-5- Tratamento das doenças auto-imunes

As manifestações auto-imunes requerem um tratamento específico (26). Na maioria dos casos, respondem bem à terapêutica com corticosteróides. Nas doenças auto-imunes, como o LES, os corticosteróides devem ser administrados em doses baixas e por períodos curtos (24). No caso de dependência de corticosteróides ou de determinadas condições, como a hepatite autoimune, está indicada a terapêutica com azatioprina a longo prazo (26).

VI-6- Tratamento cirúrgico

A cirurgia pode por vezes ser útil, nomeadamente para drenar abcessos. Os procedimentos cirúrgicos mais frequentemente utilizados incluem a drenagem de abcessos (hepáticos, cutâneos, linfonodais, rectais, etc.), o alívio da obstrução (por exemplo, hidronefrose secundária a granulomas uretrais) e a excisão de lesões supurativas e granulomatosas consolidadas (por exemplo, no pulmão e no fígado). As zonas cirúrgicas são invariavelmente infectadas, cicatrizam muito lentamente e formam frequentemente fístulas. As suturas não devem ser retiradas rapidamente e os drenos devem permanecer no local durante um período prolongado.

Os abcessos hepáticos estafilocócicos encontrados na DGC são densos, caseosos e de difícil drenagem, exigindo intervenção cirúrgica em quase todos os casos (17).

VI-7- Transplante de células estaminais hematopoiéticas

O único tratamento curativo continua a ser o transplante de células estaminais hematopoiéticas, que só pode ser encarado quando existe um dador compatível com o sistema HLA e só é concebível em situações clínicas específicas. A decisão de transplante deve ser tomada no início da vida, quando é melhor tolerado e quando há poucas sequelas associadas à doença. No entanto, como a evolução da doença não é previsível, esta decisão só pode ser baseada na evolução clínica pessoal de cada doente.

O transplante de células estaminais hematopoiéticas não está indicado na DGC sem complicações. No entanto, pode ser muito útil em casos de infecções graves e recorrentes apesar de uma boa quimioprofilaxia, complicações inflamatórias, complicações iatrogénicas relacionadas com a terapêutica com corticosteróides ou resistência aos corticosteróides.

VI-8- Novas terapias

Estão a ser desenvolvidas novas estratégias terapêuticas com tratamento precoce: o diagnóstico pré-natal permite a seleção de um embrião sem doença numa fase precoce do desenvolvimento; após o nascimento, é possível o transplante de células estaminais do sangue do cordão umbilical para um familiar afetado (26).

A terapia genética, utilizando um vetor (retrovírus ou adenovírus), é ainda uma abordagem experimental, mas é um potencial tratamento do futuro, como foi demonstrado no tratamento da imunodeficiência combinada grave.

VI-9-Vacinação

Os doentes com DGC devem receber as vacinas obrigatórias, com exceção das vacinas vivas atenuadas. A vacinação anual contra a gripe deve ser indicada para todos os doentes, enquanto a vacinação pneumocócica está indicada apenas para os doentes com doença pulmonar.

V-   Prognóstico da DGC

A esperança de vida e a qualidade de vida dos doentes com DGC melhoraram significativamente. Após a introdução do itraconazol no final dos anos 90 e a sua demonstração como um poderoso agente antifúngico profilático em 2003, bem como a introdução de mais agentes activos, a mortalidade da DGC em geral diminuiu (17). No entanto, estes doentes continuam em risco de complicações infecciosas graves, apesar da melhoria das terapêuticas anti-infecciosas e das técnicas de diagnóstico destas infecções (testes microbiológicos, exames imagiológicos) (2).

Vários estudos de grande dimensão mostraram uma taxa de infeção relativamente semelhante de cerca de 0,3 por ano (29, 30). Por outras palavras, a maioria dos doentes sofre pelo menos uma infeção grave a cada 3 a 4 anos.

Os doentes diagnosticados na infância podem atingir a idade adulta e ter uma vida familiar e profissional normal. Em 1957, a DGC era considerada uma síndrome fatal antes dos dez anos de idade (3). Em 1967, um estudo retrospetivo de Johnston e McMurry (31) mostrou que a idade da morte variava entre os 2 e os 16 anos, sendo que 18 dos 25 doentes morriam no prazo de 7 anos. Em 1990, Finn et al (32) publicaram um estudo retrospetivo durante um período de 32 anos que incluiu 28 doentes com DGC. Setenta por cento dos doentes sobreviveram para além dos 10 anos e 50% para além dos 20 anos. O prognóstico foi melhor para os doentes cujos sintomas apareceram após o primeiro ano de vida. Em 2000, foi publicado um estudo por Liese et al (33). Incluiu 39 doentes que foram seguidos durante um período de 22 anos. A sobrevivência foi de 54% na quarta década de vida e os doentes com deficiência completa do citocromo *b558* tinham um pior prognóstico do que os doentes com deficiência incompleta ou uma forma autossómica recessiva. As taxas de sobrevivência também estavam a aumentar em várias coortes de grande dimensão (29, 30, 34). As mortes são mais frequentemente devidas a infecções pulmonares aspergilares ou infecções por *Burkholderia cepacia* (3).

As complicações na idade adulta são menos frequentemente infecciosas do que inflamatórias. Estas lesões inflamatórias requerem um acompanhamento regular dos pulmões (radiografia e TAC do tórax, exploração respiratória funcional), dos rins (depuração da creatinina, análise dos sedimentos urinários, ecografia das vias urinárias) e do fígado (biologia hepática, ecografia, pesquisa de sinais de hipertensão portal ou de cirrose). (3)

A esperança média de vida dos doentes, embora tenha melhorado consideravelmente com o tratamento das doenças infecciosas, continua a ser baixa, sendo de cerca de 37,8 anos nas formas ligadas ao X e de 49,6 anos nas formas autossómicas recessivas (9).

<u>**Conclusão**</u>

A DGC é uma doença crónica cuja compreensão, conhecimento e gestão melhoraram consideravelmente. É uma das doenças órfãs mais estudadas e está na linha da frente da investigação científica. É geralmente diagnosticada nos primeiros anos de vida. As manifestações clínicas são classificadas em duas categorias principais: infecciosas e inflamatórias. As infecções são as manifestações mais comuns da doença em qualquer idade, enquanto as condições inflamatórias estão normalmente confinadas aos adultos. As principais manifestações clínicas são a pioderma, a pneumonite, a inflamação do trato gastrointestinal, a linfadenite, os abcessos hepáticos e a osteomielite. Os microrganismos responsáveis pelas infecções são principalmente agentes infecciosos fúngicos e bactérias com a caraterística comum de serem "catalase positivos". O género *Aspergillus é o* agente fúngico mais frequentemente implicado, e o Staphylococcus aureus e as enterobactérias, incluindo a *Salmonella,* são os agentes bacterianos mais frequentemente implicados. Algumas doenças auto-imunes podem estar associadas à DGC. Os testes de rastreio mais utilizados são o teste NBT e a citometria de fluxo. Os testes genéticos são utilizados para confirmar o diagnóstico da DGC. Os doentes com DGC têm uma esperança de vida e qualidade de vida bastante melhoradas, mas continuam a ser ameaçados por complicações infecciosas e inflamatórias graves. Os problemas colocados por esta doença requerem uma gestão multidisciplinar. A gestão terapêutica baseia-se essencialmente num estilo de vida saudável, numa quimioprofilaxia adequada que combina um agente antifúngico e um antibiótico, e numa gestão apropriada das infecções. O transplante de células estaminais hematopoiéticas é o único tratamento curativo para a DGC, mas tem indicações muito específicas. Atualmente, a terapia genética oferece a esperança de uma cura definitiva para a doença.

Realizámos um estudo retrospetivo, recolhendo casos de granulomatose séptica crónica de janeiro de 2000 a junho de 2023. Incluímos doentes com idade inferior a 18 anos, nos quais mantivemos o diagnóstico de GCS com base no teste NBT. O objetivo deste estudo é determinar os aspectos clínicos, terapêuticos e evolutivos da DGC.

Recolhemos 7 casos de DGC; um doente tinha um ficheiro inutilizável. A idade de diagnóstico foi inferior a 2 anos em 4 casos, uma criança tinha 4 anos e outra tinha 11 anos e 4 meses. Havia cinco rapazes e uma rapariga. As circunstâncias em que a doença foi descoberta foram: cecite disseminada em 2 casos, cecite disseminada associada a aspergilose pulmonar num caso, cecite locorregional associada a abcessos recorrentes num caso, pneumonia em palha num caso e aspergilose pulmonar num caso. Todos os nossos doentes foram submetidos a testes de NBT, que revelaram um defeito de redução em todos os casos. Nenhum dos nossos doentes beneficiou de um estudo genético. As manifestações infecciosas observadas no nosso estudo foram: broncopneumonia adquirida na comunidade (4 casos), aspergilose pulmonar (8 casos), aspergilose neuromeníngea (1 caso), osteomielite (1 caso), septicemia de origem indeterminada (1 caso), abcessos múltiplos ou repetidos (2 casos) e becegite (4 casos). Todos os nossos doentes foram submetidos a profilaxia antibiótica. Apenas num caso o desfecho foi fatal devido a dificuldade respiratória. Um doente foi perdido no seguimento e o seguimento variou entre 4 anos e 8 meses e 16 anos e meio.

No final deste estudo, gostaríamos de salientar os seguintes pontos:

- Deve ser efectuado um teste de resposta imunitária em casos de bichite localizada, de início lento ou fistulizada, associada ou não a outras manifestações infecciosas.
- Um controlo imunitário em caso de abcessos recorrentes.
- Assegurar o cumprimento adequado da profilaxia antibiótica e das medidas de higiene e dietéticas para prevenir infecções fúngicas.
- Promover transplantes de células estaminais hematopoiéticas para crianças com formas graves da doença, mesmo que sejam haplo-idênticas.

Referências

1: Coralie Mallebranche. Espectro das imunodeficiências primárias e secundárias em 2023. Revue francophone des laboratoires 549 (2023): 24-29

2: N. Mahlaoui et al. Granulomatose séptica crónica: o que sabemos e o que ainda não sabemos. Archives of Paediatrics. 2011; 18 (5, Suplemento 1): 234-235

3 : M.J. Stasia, P. Cathebras, M.-F. Lutz, et al. La granulomatose septique chronique La Revue de médecine interne 30 (2009) 221-232

4: Winkelstein JA, Marino MC, Johnston RB Jr, et al. Doença granulomatosa crónica. Relatório sobre um registo nacional de 368 doentes. Medicine (Baltimore) 2000;79:155-69.

5: Martire B, Rondelli R, Soresina A, et al. Características clínicas, acompanhamento a longo prazo e resultados de uma grande coorte de doentes com doença granulomatosa crónica: um estudo multicêntrico italiano. Clin Immunol 2008;126(2):155-64.

6: M. Hasui, Chronic granulomatous disease in Japan: incidence and natural history. The study group of Phagocyte Disorders of Japan, Pediatr. Int. 41 (1999) 589-593.

7: A. Ahlin, M. De Boer, D. Roos, et al. Prevalência, genética e apresentação clínica da doença granulomatosa crónica na Suécia, Ata Paediatr. 84 (1995) 1386-1394.

8: Marie-José Stasia. Granulomatose séptica crónica X+. Um modelo fabuloso para estudar a ativação do complexo NADPH oxidase. Med Sci (Paris) Vol 23, Num 5, (2007) : 526 - 532

9: Van den Berg JM, van Koppen E, et al. Chronic granulomatous disease: the european experience. PLoS One 2009;4:e5234.

10: CEREDIH: Grupo francês de estudo das IDPs. O registo nacional francês das doenças de imunodeficiência primária. Clin Immunol 2010;135:264-72.

11: Hamzaoui-b'chir S, Larbi T, Ouni A, et al. Granulomatose séptica crónica complicada por pneumocistose pulmonar. Medicina e Doenças Infecciosas 2015;45(10):414-416

12 : Envolvimento oftalmológico na granulomatose séptica crónica Journal français d'ophtalmologie (2013) 36, 789-795

13 : Serratia marcescens e granulomatose séptica crónica N. Benajiba et al / Medicine and Infectious Diseases (2014) 39-41

14: Heyworth PG, Curnutte JT, Rae J, et al. Mutações hematologicamente importantes: doença granulomatosa crónica ligada ao X (segunda atualização). Blood Cells Mol Dis 2001; 27: 16-26.

15: Jones LB, McGrogan P, Flood TJ, et al. Special article: chronic granulomatous disease in the United Kingdom and Ireland: a comprehensive national patient-based registry. Clin Exp Immunol 2008;152:211-8.

16: Greenberg DE, Ding L, Zelazny AM, et al. Uma nova bactéria associada a linfadenite num doente com doença granulomatosa crónica. PLoS Pathogens 2006;2(4):e28

17: Holland SM. Doença granulomatosa crónica. Clin Rev Allergy Immunol 2010;38:3-10.

18: Falcone EL, Holland SM. Infeção fúngica invasiva na doença granulomatosa crónica: perspectivas sobre a patogénese e a gestão. Opinião Atual em Doenças Infecciosas 2012;25(6):658-669

19: Segal BH, Decarlo ES, Kwon-chung KJ, et al. Infeção por Aspergillus nidulans na doença granulomatosa crónica. Medicine (Baltimore) 1998;77(5):345-354

20: Modlich U, Bohne J, Schmidt M, et al. Os ensaios de cultura de células revelam a importância da conceção do vetor retroviral para a genotoxicidade de inserção. Sangue 2006;108(8):2545-2553

21: Beaute J, Obenga G, Le Mignot L, et al. Epidemiologia e resultados de doenças fúngicas invasivas em doentes com doença granulomatosa crónica: um estudo multicêntrico em França. Pediatr Infect Dis J 2011.

22: De Pauw B, Walsh TJ, Donnelly JP, et al. Revised definitions of invasive fungal disease from the European Organization for Research and Treatment of Cancer/Invasive Fungal Infections Cooperative Group and the National Institute of Allergy and Infectious Diseases Mycoses Study Group (EORTC/MSG) Consensus Group. Clin Infect Dis. 2008;46:1813-21.

23: L. Gargouria, F. Safi, et al. Hepatite autoimune associada a granulomatose séptica crónica numa menina de 2 anos. Arquivos de Pediatria 2015;22:518-522.

24: R. Ben Abdallah Chabchoub, H. Turki, A. Mahfoudh. Lúpus eritematoso sistémico e granulomatose séptica crónica: relato de um caso. Arquivos de Pediatria. 2014;21:1364-1366.

25: Ezekowitz RA, Dinauer MC, Jaffe HS, Orkin SH, et al. Correção parcial do defeito dos fagócitos em doentes com doença granulomatosa crónica ligada ao X por interferão gama subcutâneo. New England Journal of Medicine 1988;319(3):146-151

26: Seger RA. Avanços no diagnóstico e tratamento da doença granulomatosa crónica. Curr Opin Hematol 2011;18:36-41

27: Herbrecht R, Denning DW, Patterson TF, et al. Voriconazole versus amphotericin B for primary therapy of invasive aspergillosis. New England Journal of Medicine. 2002;347(6):408-415

28: Walsh TJ, Lutsar I, Driscoll T, et al. Voriconazole in the treatment of aspergillosis, scedosporiosis and other invasive fungal infections in children. The Pediatric Infectious Disease Journal 2002;21(3):240-248

29: Martire B, Rondelli R, Soresina A, et al. Características clínicas, acompanhamento a longo prazo e resultados de uma grande coorte de doentes com Doença Granulomatosa Crónica: um estudo multicêntrico italiano. Clin Immunol. 2008; 126 (2):155-164

30: Marciano BE, Wesley R, De Carlo ES, et al. Longterm interferon-gamma therapy for patients with chronic granulomatous disease. Clin Infect Dis. 2004; 39:692-699

31: Johnston RB, Mc Murry JS. Granulomatose crónica familiar. Relato de cinco casos e revisão da literatura. Am J Dis Child. 1967;114:370-8.

32: Finn A, Hadzic N, Morgan G, et al. Prognosis of chronic granulomatous disease. Arch Dis Child 1990;65:942-5.

33: Liese J, Kloos S, Jendrossek V, et al. Long-term follow-up and outcome of 39 patients with chronic granulomatous disease. J Pediatr. 2000;137:687-93.

34: Soncini E, Slatter MA, Jones LB, et al. O transplante de células estaminais hematopoiéticas de dador não aparentado e de irmão idêntico HLA cura a doença granulomatosa crónica com bons resultados a longo prazo e crescimento. Fr. J Haematol. abril. 2009; 145(1) :73-83.

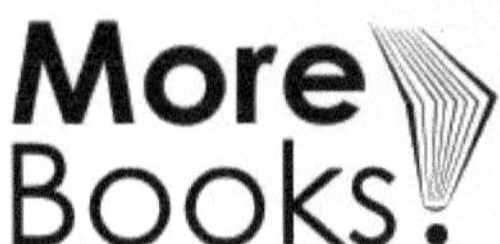

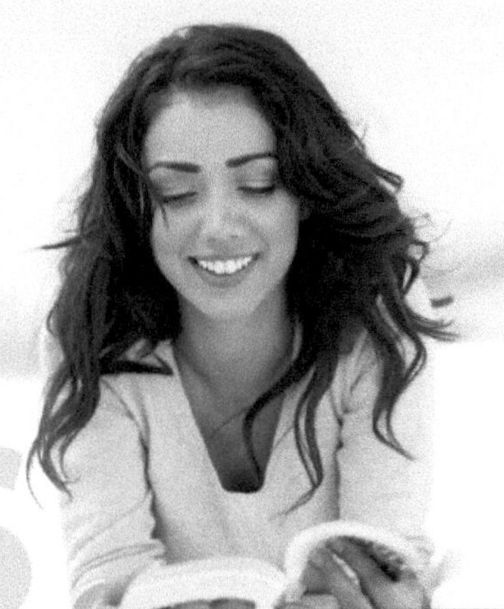

yes I want morebooks!

Buy your books fast and straightforward online - at one of world's fastest growing online book stores! Environmentally sound due to Print-on-Demand technologies.

Buy your books online at
www.morebooks.shop

Compre os seus livros mais rápido e diretamente na internet, em uma das livrarias on-line com o maior crescimento no mundo! Produção que protege o meio ambiente através das tecnologias de impressão sob demanda.

Compre os seus livros on-line em
www.morebooks.shop

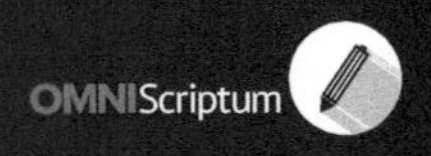

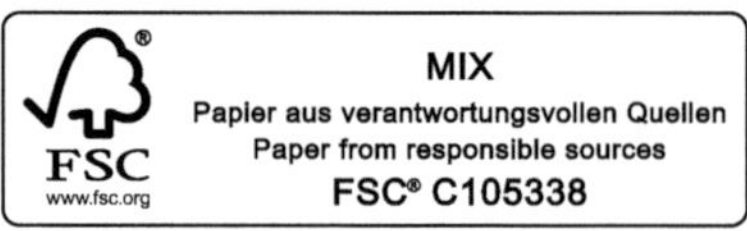

Printed by Books on Demand GmbH, Norderstedt / Germany